LA
CYSTO-ENTÉROSTOMIE

EN PARTICULIER DANS

LE TRAITEMENT DE L'EXSTROPHIE DE LA VESSIE

ÉTUDE EXPÉRIMENTALE ET CLINIQUE

AVEC 16 FIGURES DANS LE TEXTE

PAR

Le D' André PRESSAT

INTERNE DE L'HOPITAL CHIRURGICAL DE CLICHY
MÉDAILLE D'HONNEUR DES ÉPIDÉMIES
MÉDAILLE DE BRONZE DE L'ASSISTANCE PUBLIQUE

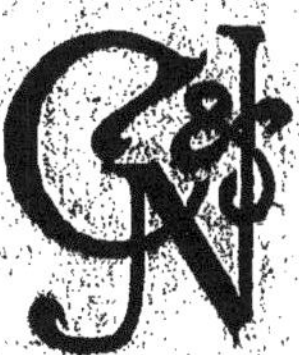

PARIS

GEORGES CARRÉ ET C. NAUD, ÉDITEURS

3, RUE RACINE, 3

—

1898

AF384420

LA
CYSTO-ENTÉROSTOMIE

EN PARTICULIER DANS

LE TRAITEMENT DE L'EXSTROPHIE DE LA VESSIE

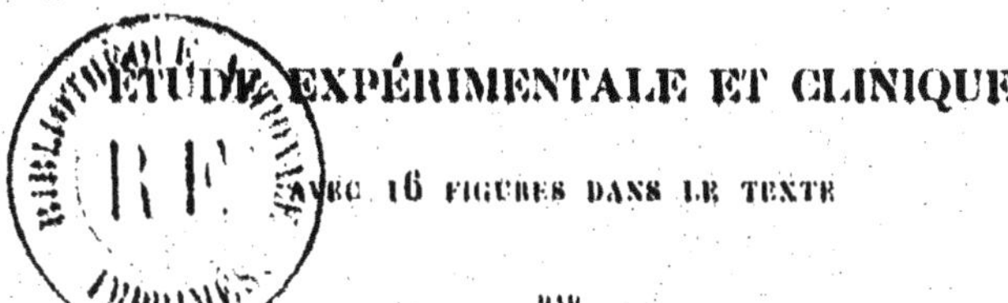

ÉTUDE EXPÉRIMENTALE ET CLINIQUE

AVEC 16 FIGURES DANS LE TEXTE

PAR

Le Dr André PRESSAT

INTERNE DE L'HOPITAL CHIRURGICAL DE CLICHY
MÉDAILLE D'HONNEUR DES ÉPIDÉMIES
MÉDAILLE DE BRONZE DE L'ASSISTANCE PUBLIQUE

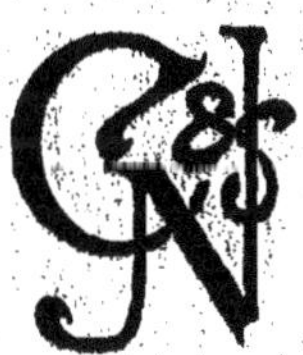

PARIS

GEORGES CARRÉ ET C. NAUD, ÉDITEURS

3, RUE RACINE, 3

—

1898

5

8

A M. LE PROFESSEUR TILLAUX

CHIRURGIEN DES HOPITAUX
MEMBRE DE L'ACADÉMIE DE MÉDECINE
COMMANDEUR DE LA LÉGION D'HONNEUR

Il m'est particulièrement agréable d'inscrire sur la première page de ce travail le nom de l'homme vénéré qui synthétise pour nous tous les idées d'honneur, de conscience, de probité scientifiques. Et, si mon étude a quelque valeur, elle va la tirer toute de cet enviable parrainage qui est comme une garantie de sincérité.

A M. LE DOCTEUR TUFFIER

CHIRURGIEN DES HOPITAUX
PROFESSEUR AGRÉGÉ A LA FACULTÉ DE MÉDECINE
CHEVALIER DE LA LÉGION D'HONNEUR

MON CHER MAITRE,

Depuis ma deuxième année d'externat dans votre service, et pendant plus de sept ans, vous n'avez cessé de me prodiguer vos conseils éclairés et bienveillants. Vous m'avez enseigné la chirurgie avec cette ampleur de conception et cette virtuosité qui caractérisent votre manière : permettez-moi de m'enorgueillir d'avoir été à votre école et de me désoler d'être resté, dans la pratique, si loin de mon maître. L'honneur que vous m'avez fait de m'associer à vos travaux et de me demander, parfois, ma collaboration modeste, vous crée un droit durable à ma reconnaissance, que je vous offre ici, très simplement, très sincèrement, très volontiers.

A M. LE DOCTEUR VILLEMIN

CHIRURGIEN DES HOPITAUX

MON CHER MAITRE,

Dût votre trop grande modestie s'en alarmer, je tiens à placer votre nom en tête de ce travail. C'est pour moi une occasion rare et précieuse de dire tout ce que je vous dois, et ma reconnaissance pour l'amical intérêt que vous m'avez porté durant mon long — et si court — internat dans votre service. Vous m'avez fait l'amitié de vous intéresser à mes recherches, j'en ai retiré quelque fierté, car vous apportiez, avec votre science et votre personnel talent, l'héritage du nom médical le plus brillant de notre époque.

AVANT-PROPOS

La question n'est pas neuve de la greffe des uretères dans l'intestin, puisque déjà, en 1851, Simon en tentait l'expérience sur l'homme. Depuis, après des fortunes diverses dont nous donnerons tout à l'heure un aperçu, l'idée a été reprise et la technique perfectionnée. Il n'était pas douteux que, là encore, l'antisepsie permettrait de nouveaux essais et referait, après en avoir fait tant d'autres, une virginité à cette méthode.

Nous allons donc étudier successivement et rapidement les procédés de greffes urétéro-intestinales employés jusqu'à ce jour, principalement dans le traitement de l'exstrophie de la vessie, pour arriver ensuite à l'exposé de notre expérimentation personnelle et des résultats cliniques obtenus par nos maîtres.

Avant d'entrer dans l'étude de notre sujet, qu'il nous soit permis d'adresser ici nos remerciements à ceux de nos chefs qui ont bien voulu diriger plus particulièrement nos études et nous faire profiter de leur enseignement. M. DE BEURMANN, dont nous fûmes l'externe à l'hôpital de Lourcine (Broca-Pascal), nous enseigna, avec sa si cordiale amabilité, la gynécologie et la syphiligraphie, en même temps que la médecine générale. M. Théophile Anger, qui voulut bien nous prendre comme externe dans son service de chirurgie, nous témoigna toujours une paternelle bienveillance; qu'il en reçoive ici nos remerciements très sincères. Notre excellent maître, M. le Pr Brouardel, nous permettra de lui dire toute notre reconnaissance pour l'intérêt qu'il nous porta dès le début de nos études et pour la façon cordiale dont il nous conduisit le premier au feu, lors d'une grave épidémie déjà oubliée. Qu'il nous permette aussi de le remercier d'avoir bien voulu nous réserver une place d'externe dans son service. M. le Pr Chantemesse, MM. les Drs Thoinot, Roger, Bourcy, ont droit pour une large part aux très vifs remerciements que nous sommes heureux de pouvoir adresser aujourd'hui à nos anciens maîtres.

Merci, enfin, à M. le Dr Boari, chirurgien de l'hôpital S.-Andrea, à Massa-Maritima (Italie), qui nous a aimablement communiqué tous les documents concernant sa méthode, et adressé gracieusement son bouton anastomotique.

I.

L'EXSTROPHIE DE LA VESSIE. — LES MÉTHODES DE TRAITEMENT

Un enfant naît, qui portera durant toute sa misérable vie le fardeau de son initiale déchéance. C'est un exstrophique. Sa vessie, non plus close et protégée comme elle eût dû l'être si la nature ne se trompait pas, est ouverte, herniée, largement étalée et bourgeonnante sur la face antérieure de l'abdomen. C'est une plaie, en somme, une plaie vive, inguérissable, une porte ouverte à tous les dangers. Le frottement continuel des vêtements ou des appareils prothétiques, la menace perpétuelle de toutes les infections passant à portée, suppurations, érysipèle, diphtérie, la souillure et l'inflammation permanente de la région par l'incessant écoulement d'urine, l'embouchure des uretères constamment et directement accessible à l'infection avec ses complications rénales, voilà le lamentable lot de cet infirme. Si c'est un garçon, on l'habillera en fille le plus longtemps possible, pour dissimuler sous l'ampleur des robes la difformité ou l'appareil de prothèse ; il en prendra du dégoût, aura bien vite la révélation de son infortune, saura trop tôt que, comme mâle, il n'existe pas, et terminera, dans l'hypocondrie ou la neurasthénie, ou plus mal encore, sa lamentable existence. Si c'est une fille, comment son infirmité pourrait-elle s'accommoder d'une grossesse et d'un accouchement en admettant que l'union sexuelle fût possible? Nous ne noircissons pas à plaisir le tableau, nous tâchons seulement d'exposer en quelques mots la situation de l'exstrophique; on conviendra qu'elle était, plus que toute autre, susceptible de tenter l'ingéniosité des chirurgiens. Refaire un homme sain et viable d'un homme manqué, l'œuvre était attirante, mais l'exécution difficile. Nous le verrons par ce qui suit.

Sans vouloir refaire en détail l'historique de la question, nous mentionnerons les étapes successives par où passa la chirurgie de cette affection.

Les méthodes de traitement ne sont pas très variées: elles se bornent, en somme, à deux procédés que nous indiquerons sans entrer, du moins immédiatement, dans le détail de leur technique : la méthode autoplastique, la méthode de dérivation du cours des urines.

Méthode autoplastique. — Elle consiste, d'une façon générale, à tailler, dans la paroi de l'abdomen, des lambeaux avec lesquels on recouvre, en totalité ou en partie, la muqueuse vésicale exstrophiée.

Après les travaux de Roux (de Toulon) qui pense déjà, en précurseur, à la dérivation et à l'application d'un constricteur élastique sur la gouttière pénienne refermée pour obvier à l'absence de sphincter, des essais sont tentés, qui ont tous trait à la méthode autoplastique, par Simon, Lloyd, Holmes, Wood. Le Fort, qui crée un procédé nouveau et ingénieux, reprend la question, bientôt suivi de Thiersch,

Hirschberg, Kocher, Hagenbeck, Burckhardt, Théophile Anger, Greig Smith, qui, tous, expérimentent la même méthode, avec des détails de technique personnels, mais sans s'écarter du principe consistant dans la greffe de lambeaux.

Rigaud (de Strasbourg) pratique la suture directe des marges de la vessie; Sonnenburg (1), en 1881, tente d'extirper en totalité la vessie exstrophiée, et de greffer les uretères dans la gouttière pénienne. Trendelenburg, en 1881, suture les bords de la vessie, directement, après rapprochement des pubis, reprenant ainsi l'opération théoriquement conçue en France par Dubois et Dupuytren. Puis la méthode autoplastique française est reprise avec succès par G. Schrady, Gay, Parkes, Greig Smith, Mayo Robsen, Caselli, Richelot. Elle profite alors de l'avènement heureux de l'antisepsie, et perfectionne sa technique, avec le manuel de Segond.

Pozzi (2) imagine un procédé consistant à doubler la paroi vésicale reconstruite d'une sangle abdominale musculo-aponévrotique résistante, et à laisser d'abord un large méat inférieur qu'on rétrécit plus tard. En résumé, l'auteur se propose de remplir les indications suivantes: a) recouvrir la région urétérale; b) reconstituer une paroi abdominale solide pour guérir la hernie; c) créer une cavité vésicale susceptible de contenir une certaine quantité d'urine, de manière à éviter l'incontinence constante et à

---

(1) Sonnenburg. *Berlin. klin. Wochens.*, 1881, p. 410; 1882, p. 350, 373, 471.
(2) Pozzi. *Bull. méd.*, 28 octobre 1896.
— *Ann. des mal. des org. gén.-urin.*, janvier 1897.

permettre à cette cavité de se remplir et de se vider par regorgement.

Puis viennent les observations et les travaux de Buard et Fraikin (1), Tarver (2), Tietze (3), Murray (4). Au cours d'une présentation de malade, Lorthioir (5) résume l'exposé des méthodes autoplastiques, qui sont au nombre de trois :

1° Méthodes à lambeaux, dont les inconvénients sont multiples : sphacèle, manque de réunion, incrustations de sels calcaires dans les poils, etc. ;

2° Rapprochement des pubis ;

3° Méthode consistant à disséquer la muqueuse vésicale, à l'enlever et à relever le prépuce (procédé de Sonnenburg).

Mais tout ce qu'on peut obtenir, quelle que soit la méthode suivie, c'est le port d'un urinal, car l'autoplastie, malgré ses perfectionnements, n'a pu obvier à cet inconvénient capital : l'absence de sphincter. Nous aurons à y revenir, dans le courant d'un prochain chapitre.

Dérivation du cours des urines. — C'est en 1851 que Simon tenta le premier l'abouchement des uretères dans l'intestin, avec insuccès, du reste, dans un cas d'exstrophie de la vessie. Depuis, l'idée a été reprise et mise en pratique ; nous verrons bientôt ce que la chirurgie en a

(1) Buard et Fraikin. *Journ. de méd. de Bordeaux*, 29 novembre 1896.
(2) Tarver. *Med. Record*, 10 juillet 1897.
(3) Tietze. *Beit. z. klin. Chir.*, XVIII, p. 1.
(4) Murray. *Brit. med. Journ.*, 12 juin 1897.
(5) *Ann. de la Soc. belge de chir.*

tiré. Entre temps, certains auteurs, intimidés par la difficulté de la greffe urétéro-intestinale, essayaient de dériver
les urines par une fistule cutanée, après extirpation complète de la muqueuse vésicale exstrophiée. Telles sont les
observations de Sonnenburg, de Harrison (1), qui traite
l'exstrophie de la vessie par la néphrectomie gauche et
l'implantation de l'uretère dans la région lombaire. Plusieurs expérimentateurs ont tenté, avec des succès divers,
l'abouchement des uretères à la paroi abdominale : Glück et
Zeller (2) ont eu quelques bons résultats sur des chiens avec
cette méthode. Poggi (3), Dastre, Tuffier (4), Morestin (5),
refirent les mêmes expériences. Treckacki (6) conserva un
chien dans les mêmes conditions. A la suite d'une rupture
de l'uretère au cours d'une ovariotomie, Pozzi (7) eut l'occasion d'essayer ce procédé sur la femme ; l'opération
réussit, et il s'établit une fistule urinaire, mais la malade
en fut si gênée qu'elle vint plus tard demander au chirurgien de la débarrasser de cette incommodité, et M. Pozzi
lui fit une néphrectomie secondaire.

Le Dentu (8), pour un néoplasme du petit bassin qui
comprimait les uretères, aboucha dans le flanc le méat
urétéral ; mais la malade fut emportée en quelques jours
par la propagation de son cancer.

---

(1) Harrison. *London med. Soc.*, 12 avril 1891.
(2) Glück et Zeller. *Arch. f. klin. Chir.*, XXVI, p. 016.
(3) Poggi. *Riforma medica*, 1887, p. 138.
(4) Tuffier. *Ann. gén.-urin.*, avril 1888, p. 211.
(5) Morestin. *Soc. anat.*, 1892.
(6) Treckacki. *Thèse*, Paris, 1892.
(7) Pozzi. *Ann. gén.-urin.*, 1891.
(8) Le Dentu. *Congrès de chirurgie*, 1889.

Nous ne parlerons que pour mémoire de l'abouchement des uretères dans l'urètre, puisque nous nous occupons plus spécialement de l'exstrophie de la vessie ; mais nous mentionnerons cependant les travaux de Bardenheuer, de Küster, de Tuffier, de Schwartz.

La dérivation par le vagin a été tentée avec succès par différents chirurgiens, Pawlick, Boari (1) en ont cité des observations intéressantes.

Nous arrivons au procédé de dérivation qui nous occupe plus particulièrement, c'est-à-dire l'abouchement des uretères sur l'intestin.

Les premiers, Glück et Zeller (2) en 1881, en firent l'expérience sur des chiens, sans succès d'ailleurs. Tous leurs animaux moururent avant le quatrième jour. Bardenheuer (3) essaya la greffe unilatérale et observa toujours de l'hydronéphrose du rein correspondant par rétrécissement cicatriciel du nouveau méat urétéral. L'anastomose bilatérale dut son premier succès à Novaro (4) qui, au congrès chirurgical de Gênes, en 1887, démontrait que : l'opération est possible, compatible avec la vie, et que les sphincters peuvent parfaitement retenir l'urine qui n'est pas une gêne pour la muqueuse rectale. Ce dernier point était déjà établi par l'observation de Richardson. Un des chiens de Novaro, sacrifié et autopsié quatre mois après l'opération, présentait des reins très sains.

---

(1) Boari. *Accad. delle Scienze mediche di Ferrara*, 1895.
(2) Glück et Zeller. *Loc. cit.*
(3) Bardenheuer. *Die Drainirung der Peritoncæalhöhle.*
(4) Novaro, *Bollet. della Soc. tra i cultori delle Scienze mediche.* Sienna, 1887.

Depuis, Tuffier (1), Reed (2), Morestien (3), Van Hook (4) reprirent sans grand succès ces expériences. Giordano (5), qui les continua à Venise, eut quelques résultats meilleurs. Cet auteur proposait même de transformer le rectum en une vessie véritable en supprimant ses fonctions naturelles et y abouchant les uretères ; pour cela il était nécessaire de pratiquer un anus iliaque qui, disait-il, est bien plus supportable et moins dangereux qu'une double fistule urétéro-cutanée. Moins dangereux, c'est possible, mais plus supportable ? Il faudrait savoir si le malade ne préférerait pas une incontinence urinaire à une incontinence stercorale.

Küster (6), en 1891, fit sur l'homme la greffe des uretères dans le rectum : le résultat fut la mort par péritonite au quatrième jour.

Chaput (7), en 1892, a eu deux succès : le premier a trait à une femme dont un uretère fut blessé au cours d'une hystérectomie vaginale ; le chirurgien aboucha l'uretère dans le côlon et la malade guérit et vit encore, croyons-nous. Elle était, en 1895, infirmière à Bicêtre, et sa santé était parfaite ; elle continuait à avoir deux ou trois selles liquides par jour. Elle s'est mariée depuis son opération.

Mais c'était-là une greffe unilatérale. Chez la seconde malade, atteinte de tuberculose vésicale, une première

(1) Tuffier. *Loc. cit.*
(2) Reed. *Annals of Surgery*, 1892.
(3) Morestin. *Loc. cit.*
(4) Van Hook. *The Journ. of the Amer. med. Assoc.*, 16-23 décembre 1893.
(5) Giordano. *Rif. medica*, vol. 11, n° 117, mai 1892.
(6) Küster. *Verhandlungen der Deutschen Gesellschaft für Chirurg.*, 1891.
(7) Chaput. *Loc. cit.*

greffe réussit parfaitement, mais à la deuxième, exécutée quelques mois après, la patiente mourait d'anurie.

C'est alors que Tuffier proposa, pour éviter à la fois le rétrécissement et l'infection ascendante, la greffe de l'uretère avec son méat, démontrant que tout était possible, à condition de respecter les moyens de défense du rein : les sphincters urétéraux. En effet, c'est par là que l'uretère et le rein se défendent contre l'infection : les méats urétéraux sont de véritables sphincters que nous avons vu constamment fonctionner sous nos yeux au cours de nos expériences personnelles exposées plus loin. C'est sans doute par là qu'il faut expliquer comment il peut se faire que des exstrophiques, dont les bouches urétérales sont exposées à toutes les contagions, à toutes les irritations, vivent, parfois si longtemps, sans lésions ascendantes. Tant que l'uretère est perméable et que son sphincter fonctionne, il y a salut pour le rein.

Cette idée de Tuffier a été mise à profit par Maydl (1) et par notre maître Tuffier lui-même, dans la si intéressante observation que nous publions plus loin. Maydl, dans l'exstrophie de la vessie, fit, avec quatre succès dans cinq cas, l'implantation du trigone dans l'S iliaque.

Entre temps, Boari (2) imaginait un bouton anastomotique, qu'il a bien voulu nous envoyer, et dont nous donnerons plus loin la description. De son côté, Chalot (3), à l'aide d'un bouton spécial, parvenait à aboucher dans le

(1) MAYDL. Wien. med. Wochensch., 4 July 1896.
(2) BOARI. Loc. cit.
(3) CHALOT. Indépendance méd., 1896, p. 297.

rectum, après extirpation d'un cancer de l'utérus propagé au petit bassin, les deux uretères d'une malade qui vivait encore un an après son opération. Boari, par une lettre du 10 juin 1898, nous informait que sa malade, opérée en 1895 d'une greffe unilatérale de l'uretère dans le rectum, vit encore, expulsant l'urine, en partie par le vagin, en partie par le rectum, sans inconvénient.

Dans une deuxième lettre du 23 juin, il nous fournit aimablement les renseignements suivants sur les auteurs qui ont adopté sa méthode :

« Giordano, de Venise, possède trois cas d'uro-cystec-
« tomie totale avec implantation des uretères dans le rec-
« tum. Turetta (Trapani, en Sicile) a exécuté une uro-cys-
« tectomie totale avec implantation des uretères dans le
« rectum, toujours avec mon bouton anastomotique.

« Roux me communique, dans une lettre du 16 juin
« 1898, qu'il a exécuté trois opérations de ce genre:

« 1° Greffe de l'uretère droit sur le cæcum. Après
« plusieurs jours, il se produisit une gangrène de la mu-
« queuse du côlon et du cæcum, puis une gangrène de
« toute la paroi du cæcum. Mort. L'anastomose avait
» tenu ;

« 2° Lésion de l'uretère gauche au cours d'une opé-
« ration pour kyste du ligament large. Fistule abdominale.
« Greffe de l'uretère dans l'S iliaque. La malade, opérée
« depuis trois semaines, va bien et s'est déjà levée ;

« 3° Greffe des uretères dans le rectum pour exstro-
« phie de la vessie chez un enfant qui va bien depuis. »

Voici en quoi consiste la méthode de Boari : Son bouton (fig. 1) se compose d'un petit cylindre creux muni de deux

BIBLIOTHÈQUE BP

chapeaux dont l'un est mobile sur un ressort et peut
s'abaisser au niveau du premier par compression du ressort et être maintenu dans cette position par une pince ou
un petit stylet passé dans un trou transversal que porte

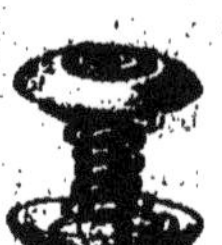

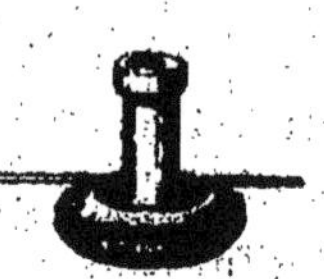

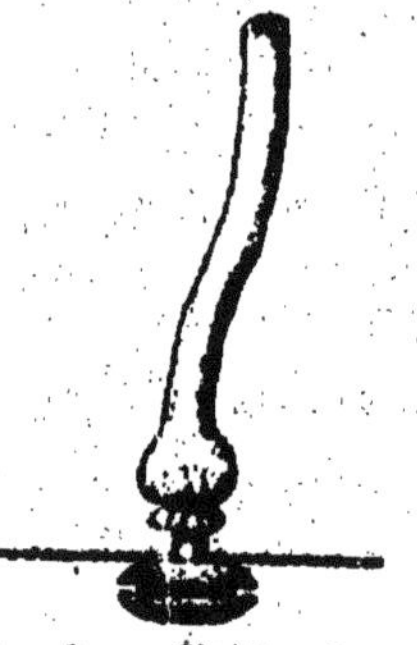

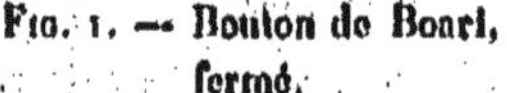

Fig. 1. — Bouton de Boari, fermé. Fig. 2. — Bouton maintenu ouvert à l'aide du stylet. Fig. 3. — Uretère fixé au bouton pour l'anastomose intestinale.

le cylindre central (fig. 2), le bouton étant ainsi armé et coiffé
de l'uretère à anastomoser (fig. 3), avec une aiguille chargée de soie fine, on circonscrit sur l'intestin le point sur
lequel doit tomber la greffe par une ligne ovale de suture en

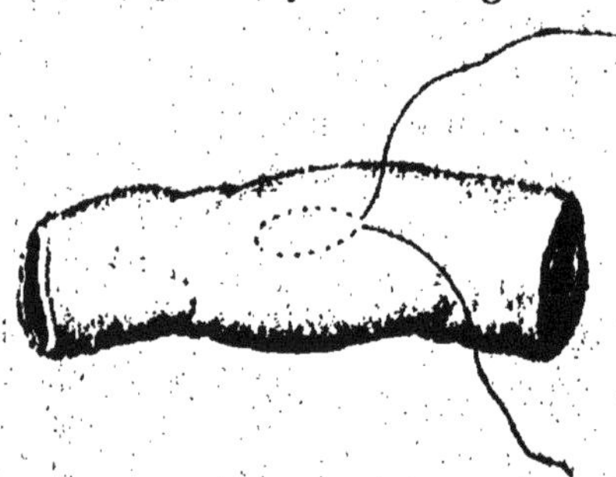

Fig. 4. — Ligne de suture en bourse, circonscrivant le tracé de l'incision intestinale.

bourse (fig. 4). Dans la partie ainsi circonscrite, qui ne
doit être ni trop grande ni trop petite, on pratique une
incision longitudinale suffisante pour laisser passer, et
même avec un peu de résistance, la portion large du

bouton. Cela fait, on dispose le bouton dans l'incision intestinale à l'aide du stylet, dans une direction transversale à l'incision (fig. 5).

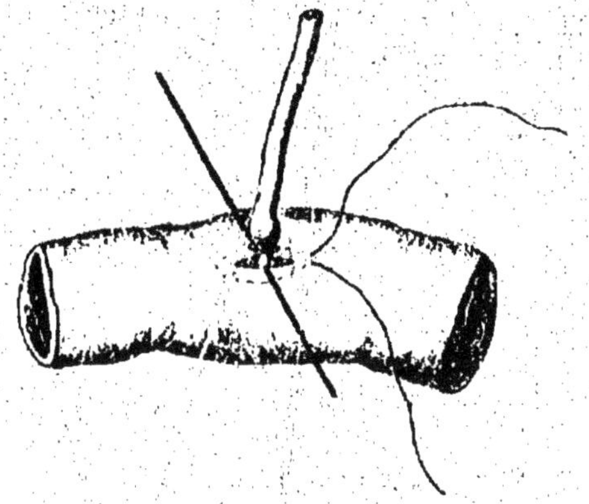

Fig. 5. — Disposition du bouton dans l'intestin à l'aide du stylet.

L'opérateur entortille les deux bouts du fil en nœud chirurgical et serre; toute la ligne de suture se rétrécit

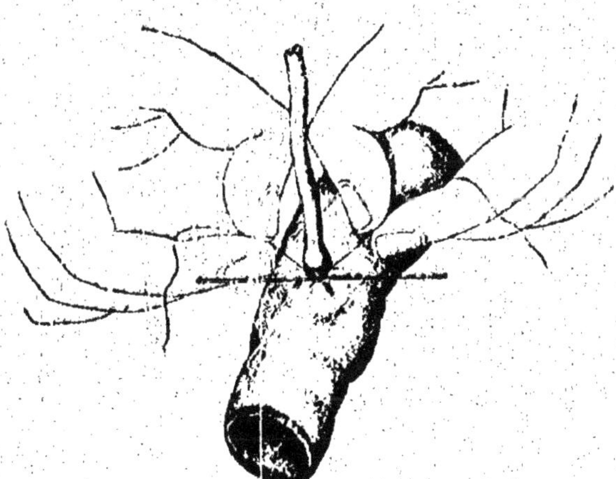

Fig. 6. — La ligature intestinale en bourse est serrée autour du bouton.

en plis, en s'adaptant au tuyau central du bouton (fig. 6). Si alors on retire le stylet, le ressort se détend et le bouton se ferme ; il ne reste plus qu'à faire un second nœud et la greffe est terminée (fig. 7).

Le bouton de Chalot est plus simple : c'est un tube en cuivre nickelé qui a la forme d'un cylindre effilé en cône à chaque bout, et percé, suivant son axe, d'un canal mesurant de 2 millimètres un tiers à 3 millimètres suivant la taille. Il présente à sa surface une rainure sur laquelle on serre l'uretère par un fil de soie ; une fois l'uretère lié,

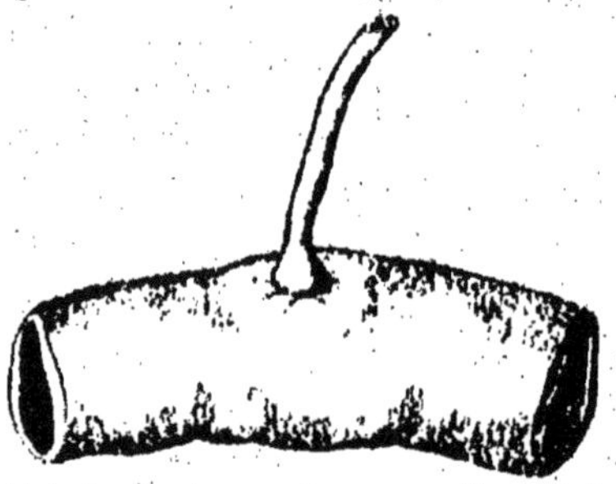

Fig. 7. — Le stylet retiré, le bouton se ferme, appliquant la paroi de l'intestin sur l'uretère. La greffe est terminée.

on introduit le tube dans la boutonnière intestinale et on fixe, par quelques points de suture, les bases de l'incision intestinale à la partie de l'uretère qui engaine le tube.

On le voit, quelle que soit la méthode employée, les desiderata sont toujours les mêmes : suture parfaite et perméabilité du canal excréteur. Nous en ajouterons un troisième, qui a son importance, le respect de l'intégrité des sphincters.

II

LA CYSTO-ENTÉROSTOMIE

INDICATIONS. — TECHNIQUE OPÉRATOIRE

Le cloaque qui existe chez les oiseaux fait penser qu'il est rationnel d'aboucher les uretères dans l'intestin. La clinique et l'expérimentation démontrent surabondamment que la muqueuse intestinale peut parfaitement s'accommoder de la présence de l'urine : Richardson cite le cas d'un enfant qui vécut dix-sept ans avec une greffe congénitale des uretères dans l'intestin. De plus, les examens histologiques faits sur des chiens soumis aux expériences ont signalé seulement une légère hypertrophie des follicules clos de la muqueuse intestinale. On peut donc, sans contrarier trop la logique physiologique, tenter la greffe des uretères dans l'intestin, comme traitement de l'exstrophie.

Ceci admis, reste le choix du procédé. La cysto-entérostomie nous paraît devoir être la méthode d'élection. Elle consiste essentiellement en ceci : anastomose d'un lambeau du trigone vésical, contenant l'orifice des uretères, avec la muqueuse intestinale ; en d'autres termes *abouchement bilatéral en un temps des uretères dans l'intestin*.

Nous allons, tout à l'heure, décrire le manuel opératoire

employé en clinique par notre maître M. Tuffier, et mentionner les différents procédés auxquels nous avons eu recours personnellement dans nos recherches expérimentales, mais disons quelques mots, d'abord, des indications opératoires.

Indications. — *L'exstrophie de la vessie* est, sans contredit, l'affection dans laquelle la cysto-entérostomie trouvera ses plus précises indications. N'étant pas, et pour cause, exclusif, nous pensons qu'il sera bon de tenter d'abord la cure palliative par une des méthodes de Wood, de Lefort, de Thiersch, de Segond, de Pozzi. On pourra de même essayer les procédés de Sonnenburg et de Trendelenburg, et c'est à la suite de leur échec, partiel ou complet, qu'on en sera conduit à employer la cysto-entérostomie. Le malade lui-même, ou ses parents si c'est un enfant, seront, d'ailleurs, bons juges dans la question.

Les *néoplasmes de la vessie* seront aussi, suivant les cas, justiciables de cette intervention.

Il est hors de doute qu'il sera bien préférable de s'adresser à la cysto-urétrostomie, à la greffe des uretères dans l'urètre, chaque fois que la chose sera possible. On pourra de même avoir recours à l'extirpation totale de la vessie, comme l'indique Tuffier. La cysto-entérostomie sera encore-là *l'ultima ratio* chirurgicale, bien que Tuffier (1) l'ait tentée d'emblée, dans ce cas. Mais

---

(1) Tuffier et Dujarier. *Revue de chirurgie*, 10 avril 1898.

on ne saurait établir une règle absolue ; l'appréciation clinique des lésions et du pronoctic guidera l'opérateur dans
chaque cas particulier. Nous désirons seulement mettre en
ligne la méthode que nous exposons, puisqu'elle a déjà
fait ses preuves en pareille occurrence, notamment dans le
cas si remarquable de Chalot.

La *tuberculose vésicale*, dans quelques-unes de
ses formes, peut bénéficier à son tour de cette intervention,
quand la cystostomie, la cystectomie partielle, n'auront pas
donné de résultat satisfaisant.

En résumé, toutes les affections vésicales déterminant
des altérations profondes, envahissement ou destruction
du réservoir, en totalité ou en partie, pourront être traitées
par la cysto-entérostomie. Le chirurgien saura déterminer
si elle doit être primitive ou secondaire.

TECHNIQUE OPÉRATOIRE. — Les différents procédés qui
ont été mis en usage par Maydl, par Tuffier, par Boari, par
Chalot, par nous-même, ont tous pour but de greffer avec
la plus grande solidité possible et le minimum de danger,
un ou les deux uretères en un point quelconque de l'intestin. Nous allons examiner les principaux temps de ces
manœuvres.

Procédé de Tuffier. — Sans remonter aux recherches
expérimentales de notre maître, et en ne citant que pour
mémoire le cas clinique dont il fait mention dans le Traité
de Chirurgie (1), nous allons analyser le procédé qu'il a

____

(1) TUFFIER, in DUPLAY et RECLUS, Traité de chir., p. 607.

employé dans la précieuse observation que nous publions plus loin. Il s'agissait d'une exstrophie de la vessie, déjà opérée deux fois, sans résultat, par la méthode autoplastique.

1° Dissection de l'exstrophie (fig. 8) et extirpation de toute la surface muqueuse, en conservant *le trigone vésical et environ un centimètre de la paroi vésicale* (fig. 9). Cette dissection est particulièrement délicate à la partie supérieure où le péritoine serait facilement ouvert. Les urètères sont

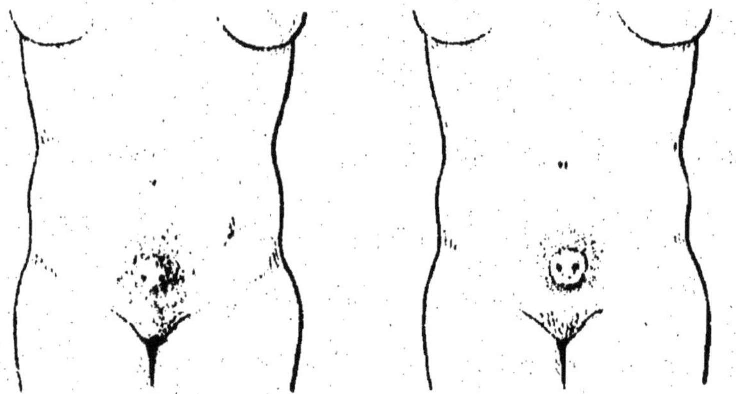

Fig. 8. — Exstrophie de la vessie.

Fig. 9. — La vessie est disséquée et extirpée, on n'a gardé qu'un lambeau du trigone contenant les orifices urétéraux.

cathétérisés au moyen de deux sondes rigides faciles à sentir, puis le trigone et les urètères sont mobilisés soigneusement dans la hauteur de 3 à 4 centimètres. Cela fait, tout ce champ opératoire, qui est toujours infecté, est isolé et placé dans des compresses aseptiques ;

2° La cavité péritonéale est ouverte dans l'étendue de 4 centimètres, aussi bas que possible ; l'S iliaque est attirée en un point tel que son abaissement s'exerce avec une très faible traction (fig. 10), une partie de sa surface est her-

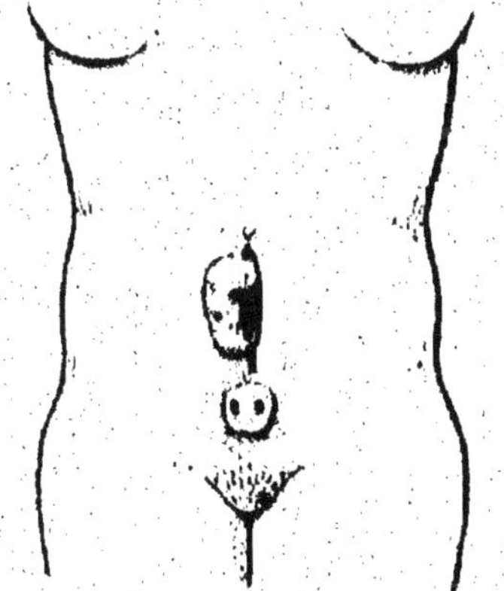

Fig. 10. — A travers l'incision de la laparotomie, on a attiré une anse intestinale à laquelle on va anastomoser le lambeau vésical.

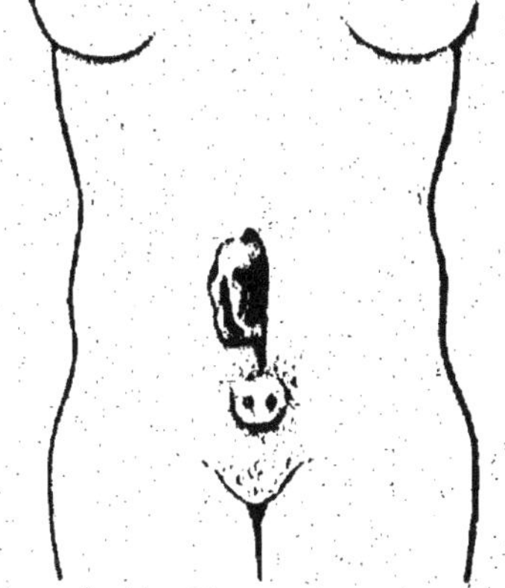

Fig. 11. — Une boutonnière est pratiquée dans l'anse intestinale pour permettre l'abouchement.

niée à travers l'orifice péritonéal qui est cousu exactement

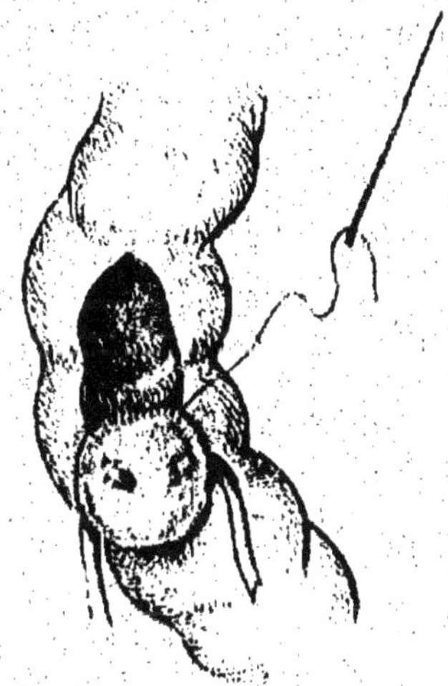

Fig. 12. — La marge supérieure et postérieure du lambeau vésical est anastomosée à la fente intestinale au moyen d'une aiguille de couturière chargée de soie fine. On voit les uretères qui descendent derrière le lambeau, au-devant de l'intestin.

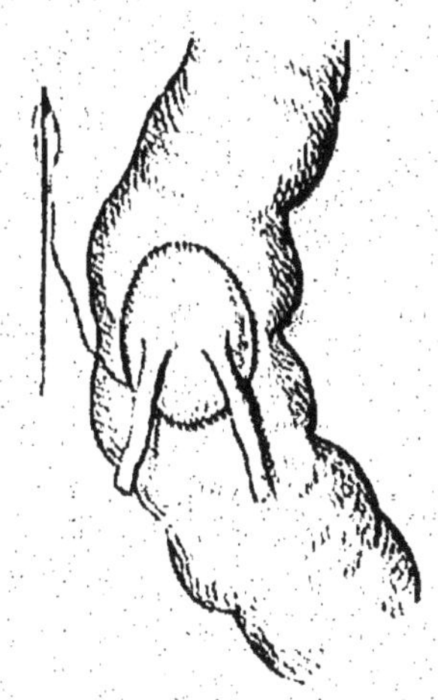

Fig. 13. — Le clapet vésical a été complètement rabattu sur la bouche intestinale et les sutures sont terminées.

autour de la portion herniée, et au milieu de cette hernie

devenue extra-péritonéale l'intestin est ouvert longitudinalement dans l'étendue de 3 à 4 centimètres, comme s'il s'agissait de faire un anus sus-pubien (fig. 11).

3° Le trigone vésical est alors cousu aux bords de l'incision intestinale, c'est une véritable pièce vésicale mise à l'intestin ; une première suture muco-muqueuse vésico-intestinale (fig. 12), un second plan comprenant la musculeuse de la vessie et la séro-musculeuse intestinale assurent l'affrontement parfait des surfaces. La soie ou le catgut peuvent être employés (fig. 13) ;

4° Les plans cutanés et aponévrotiques sont suturés au dessus comme dans la laparotomie avec drainage.

Procédé de Boari. — Boari, qui avait primitivement imaginé son bouton anastomotique pour la greffe unilatérale de l'uretère (fig. 14), en a fait construire un second, présen-

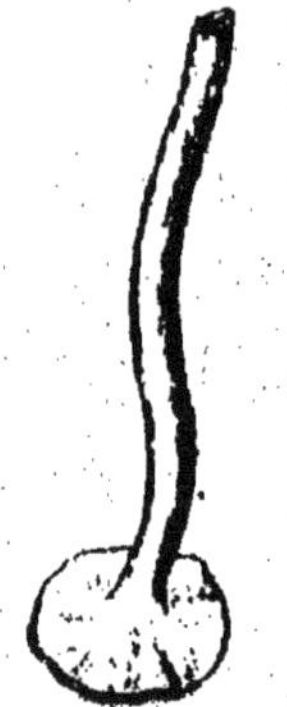

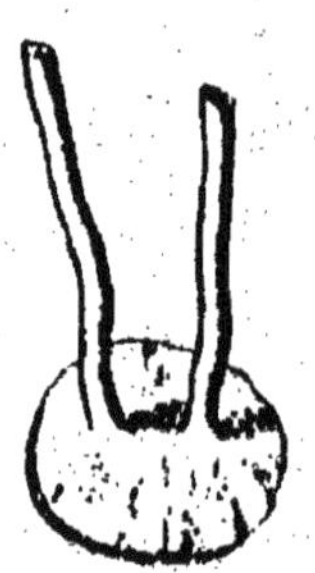

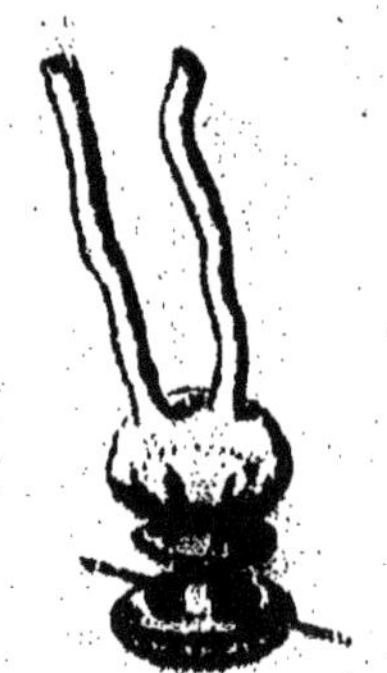

Fig. 14. — Uretère avec son méat et un lambeau vésical.

Fig. 15. — Lambeau de trigone avec les deux uretères, pour la greffe bilatérale.

Fig. 16. — Bouton anastomotique pour la greffe bilatérale.

tant un chapeau vésical plus grand, susceptible de permettre l'anastomose du trigone ; il fonctionne exactement comme le bouton urétéral déjà décrit. Le chirurgien italien, mettant à profit le principe établi par Tuffier sur la défense du rein par le jeu du sphincter urétéral, et énonçant, d'autre part, cette conviction que « le courant de l'humeur sé- « crétée par un organe, *quand elle a un libre cours,* est ca- « pable de maintenir intact le canal excréteur et de le « défendre des agents infectants qui pourraient s'y intro- « duire du dehors (1), » Boari a pensé à conserver les sphincters et la perméabilité des conduits en modifiant son bouton à cet effet (fig. 15). Car, nous ne saurions trop le répéter, toute la question de l'anastomose, de la dérivation du cours des urines, tient dans ces deux propositions : 1° respecter les sphincters urétéraux ; 2° conserver la perméabilité des uretères.

C'est en partant de ce principe que Boari a pu anastomoser les deux uretères avec le trigone dans l'intestin (fig. 16). Il a même eu l'ingénieuse idée d'aboucher les uretères sur la dernière portion de l'intestin grêle, à 8 ou 10 centimètres au-dessus de la valvule iléo-cæcale. En insérant la partie supérieure de l'intestin grêle, moyennant anastomose latérale, sur le gros intestin, dans un point situé au delà de la valvule, il permettait à celle-ci de défendre les reins, en empêchant le regorgement du contenu intestinal vers l'uretère (2).

Nous avons eu l'occasion d'expérimenter avec succès le bouton de Boari, comme on le verra plus loin.

Procédé de Chalot. — Nous ne savons pas, n'ayant pu

___

(1) BOARI. *Ann. des mal. des org. gén.-urin.,* n° 1, janvier 1896.
(2) BOARI. *Loc. cit.*

en faire l'expérience directe, si le bouton de Chalot permet de faire la cysto-entérostomie. Cet auteur semble avoir employé son procédé dans la greffe unilatérale.

Recherches personnelles. — Nous avons, de notre côté, cherché au cours de nos expériences le perfectionnement de certains temps opératoires. Nous les mentionnons ici, à titre de simples détails d'expérimentation.

Avant d'être informé, par une documentation plus précise, de la tentative de Krynski, nous avions essayé un manuel opératoire qui rappelle, par bien des points, son procédé. Krynski (1), pour garantir le rein contre l'infection ascendante, expérimenta sur des chiens de la façon suivante: sur la face antéro-interne du rectum, immédiatement au-dessous de l'S iliaque, incision coudée n'intéressant que la séreuse et la couche musculaire, et dont une branche, parallèle à l'axe du rectum, mesure 2 à 3 centimètres, tandis que l'autre, plus courte et formant un angle aigu avec la précédente, ne mesure qu'un centimètre. Le lambeau circonscrit par ces deux incisions est disséqué jusqu'à sa base, et l'uretère, coupé obliquement, est implanté dans un orifice taillé dans l'aire du triangle formé par la muqueuse rectale. On suture alors la muqueuse urétérale à la muqueuse rectale à l'aide de quatre points séparés, on rabat par-dessus le lambeau disséqué et on le fixe dans sa position primitive à l'aide d'une série de sutures qu'on fait passer en partie à travers la paroi de l'uretère.

(1) KRYNSKI. *Centralbl. f. Chir.*, 1896, n° 4, p. 73.

Le seul reproche que nous ferons à cette méthode, c'est de couper l'uretère pour l'insérer dans la boutonnière rectale, car le sphincter est supprimé du coup, et nous savons avec quel soin jaloux cet organe mérite d'être conservé.

Le procédé que nous avions imaginé présente une grande analogie avec le précédent. C'est aussi une *greffe sous-musculeuse,* différant de celle de Krynski en ce qu'elle conserve l'intégrité des sphincters urétéraux et qu'elle est bilatérale. La voici, à titre d'indication :

Incision en double T ou en H sur l'anse intestinale, n'intéressant que la séreuse et la musculeuse ; dissection prudente des deux lambeaux ainsi dessinés qui sont rabattus de chaque côté. Insertion dans la plaie, après très petite incision de la muqueuse intestinale, d'un lambeau vésical quadrangulaire contenant l'orifice des uretères, et dont la face muqueuse déborde légèrement la face séreuse, pour permettre la suture muco-muqueuse qui est exécutée au catgut fin. Les lambeaux musculo-séreux sont rabattus comme des volets sur la musculeuse vésicale et suturés à la soie. Le point délicat consiste dans l'anastomose des deux muqueuses.

Un autre procédé que nous avons imaginé au cours de nos expériences, et qui rappelle ce qui fut tenté dans la gastro-entérostomie, peut s'exécuter de la façon suivante ; avec une pince à écrasement, ou mieux avec l'angiothribe de Tuffier, on écrase une petite partie de l'anse intestinale choisie pour l'anastomose, et on la réduit ainsi à l'épaisseur d'une pelure d'oignon ; autour de la marge de cette pellicule on suture le lambeau de trigone, après avoir introduit dans un ou dans les deux uretères un petit cathéter perdu, long d'un à deux centimètres, du volume, à peu près, d'une allumette bougie, en métal, en bois, ou en toute autre substance, la paraffine ou le soufre fondu et moulé, par exemple. Quand la suture est terminée, on pousse, à travers l'uretère, le petit cathéter qui perfore la pellicule et tombe dans l'intestin, d'où il est expulsé avec les selles. Le défaut de cette méthode est de ne pas permettre la suture directe des muqueuses. Mais il nous a paru intéressant de chercher, par ce moyen, à éviter l'issue de matières fécales dans le péritoine et à diminuer, de ce fait, les chances de péritonite.

En résumé, quelle que soit la technique employée pour la cysto-entérostomie, on devra toujours, autant que possible, respecter l'intégrité des sphincters et s'assurer de la perméabilité des uretères.

C'est le *delenda Carthago* de la méthode.

III

CONSIDÉRATIONS PHYSIOLOGIQUES

Nous aurions voulu aborder ici l'étude si intéressante de l'expérimentation physiologique en ce qui concerne notre sujet. En effet, la question est neuve et tentante, mais le cadre, forcément restreint, de ce travail, nous oblige à remettre à plus tard l'entreprise de ces patientes recherches. Nous formons dès maintenant le projet de poursuivre les travaux que nous avons commencés — et dont nous ne parlerons pas ici — et qui ont trait aux modifications physiologiques susceptibles de se manifester après la dérivation intestinale des urines.

Comment se comporte l'intestin en présence du liquide urinaire ? Nous savons qu'il s'en accommode, de gré ou de force. Le cas de Richardson, celui de Chaput, celui de Boari, plus récemment celui de Tuffier, sont là pour le démontrer. Légère hypertrophie des follicules clos de la muqueuse intestinale, c'est là tout ce que nous a dit le microscope jusqu'à présent. Nous savons d'autre part que le rectum est un réservoir insuffisant pour l'urine, d'où la fréquence des selles chez les opérés. Aussi pensons-nous qu'il est préférable d'anastomoser les uretères le plus haut possible dans l'intestin, pour allonger d'autant le trajet de l'urine et lui permettre de se répartir sur un plus grand parcours.

D'autre part, si on fait l'abouchement très haut, dans le côlon, dans le cæcum, dans l'intestin grêle par exemple, comme l'ont fait Maydl et Boari, que devient l'urine? Il est probable, *à priori*, — l'intestin étant un organe d'absorption — qu'il va assimiler certains éléments de l'urine, l'eau notamment, peut-être des sels en dissolution, de l'urée. En tout cas, il est logique de penser qu'il se fera, à ce niveau, une décomposition urinaire.

Si la muqueuse résorbe quelques-uns de ces principes, qu'en va-t-il advenir pour l'économie? Si un excès d'urée, ou de sels, ou d'autres éléments d'excrétion, destinés à être expulsés, sont assimilés de nouveau, puis excrétés encore et réassimilés, il va se produire là une sorte de *circulus* physiologique dont il sera intéressant de rechercher les effets sur l'organisme.

Il faut donc arriver, par l'analyse chimique, à doser, à leur sortie du rectum, les éléments de l'urine, et à noter, par l'analyse physiologique, les modifications qui peuvent se produire dans l'économie.

C'est cette étude, déjà entreprise, que nous aurions été désireux d'apporter aujourd'hui comme contribution modeste à la recherche du mieux, et que les circonstances nous obligent à ajourner, non sans regret.

OBSERVATIONS EXPÉRIMENTALES

C'est sur des chiens, et, le plus possible, sur des chiens de gros poids, qu'ont porté nos expériences. La taille de ces animaux nous permettait, en effet, d'opérer sur des organes offrant avec ceux de l'homme des rapports de volume et de situation assez directs pour nous rappeler constamment notre but clinique. Aussi ne mentionnerons-nous pas nos premières tentatives, dirigées sur des lapins et des cobayes, et qui furent plutôt des essais « de découvertes anatomiques ».

Nous avons pris de préférence des chiennes. Le chien présente l'inconvénient d'avoir un fourreau de la verge adhérent à la paroi abdominale dans toute son étendue, et justement situé sur le lieu d'élection de l'incision à pratiquer. La présence de la verge avec son méat d'où — c'est presque la règle chez le chien — suinte constamment une sécrétion purulente, est un danger menaçant d'infection péritonéale. De plus, la présence de la prostate et des vésicules séminales vient, au cours de l'intervention, compliquer la technique opératoire. Aussi, chaque fois que cela nous a été possible, avons-nous eu recours à des chiennes dont les mamelles, même très développées, ne nous ont jamais beaucoup gêné ; il est très facile de les récliner sous des « champs opératoires » dès qu'est faite l'incision de la peau.

L'anesthésie a toujours été pratiquée de la façon suivante : injection sous-cutanée d'une solution contenant 0,001 de sulfate neutre d'atropine et 0,01 de chlorhydrate de morphine par kilogramme d'animal. Les chiens supportant très mal le chloroforme, cette injection préalable supprime la syncope presque fatale que leur provoque cet anesthésique, et la chloroformisation se réduit ensuite à quelques inhalations après lesquelles l'animal dort profondément et sans danger pendant toute la durée de l'opération.

Il est inutile d'ajouter que, dans chacune de nos expériences, nous avons observé, aussi scrupuleusement que possible, les règles les plus rigoureuses de l'antisepsie.

Observation I (personnelle).

Chien. — Poil ras ; pelage café au lait. Poids 18 kilogrammes. Anesthésie : injection de : sulfate neutre d'atropine : 0,001, chlorhydrate de morphine : 0,01, par kilog. — Chloroformisation.

L'abdomen est rasé, brossé au savon, lavé à l'alcool et à l'éther.

Opération. — Incision latérale gauche de 6 centimètres, parallèle au pénis, à deux travers de doigt de cet organe qui est récliné à droite pour permettre d'arriver sur la ligne blanche ; incision à ce niveau du plan musculo-aponévrotique et du péritoine. La vessie, distendue par l'urine, est amenée dans la plaie et maintenue en dehors de l'abdomen pour permettre de reconnaître le trajet des uretères, la prostate et les vésicules

séminales. La vessie forme ainsi comme une tumeur pédiculisée au
niveau de la prostate. Après repérage des uretères et de leur embouchure — apparente — ce pédicule est sectionné directement d'un coup
de ciseaux ; en même temps un aide place des pinces sur la muqueuse
du bas-fond ainsi mise à nu. Cette technique, un peu défectueuse, sera
modifiée dans les opérations ultérieures, de même que la plupart des
temps suivants. En effet, cette section de la vessie, malgré la compression
digitale exercée au-dessus et au-dessous de la ligne d'incision, ne va pas
sans un léger écoulement d'urine dans la cavité abdominale, aussi bien
protégée qu'elle soit par des compresses.

De plus, nous constatons bientôt que nous n'avons pas gardé un lambeau vésical suffisamment grand, car l'ouverture des uretères dans la
vessie ne répond pas à l'embouchure apparente repérée extérieurement ;
les uretères, en effet, semblent avoir campé de bas en haut dans l'épaisseur de la paroi vésicale et leur orifice débouche dans un point supérieur à celui que nous avions cru reconnaître du dehors. Il en résulte
que notre « marge » sus-urétérale se trouve un peu étroite, et nous en
serons gêné au cours de l'anastomose.

La section faite, nous passons, avec précaution, une aiguille mousse,
chargée d'un fil de soie, au ras et entre la prostate et les uretères, en
évitant de prendre ces derniers dans la suture. Le fil est lié, et le trigone, libéré aux ciseaux, est sectionné en avant des deux . . . . . de
façon à transformer notre lambeau vésical tronconique en un lambeau
étalé. Au cours de ces divers temps, les uretères sont fréq. . . . . .
cathétérisés, précaution qui nous rassure dans le tracé de nos incisions
et la pose de nos ligatures. Du reste, pendant toute l'opération, nous
constatons plusieurs fois la véritable éjaculation urineuse qui se produit au niveau des méats urétéraux.

Le lambeau urétéro-vésical est alors enveloppé de compresses aseptiques et récliné vers la symphyse, et nous allons à la recherche de l'S
iliaque qui est amenée dans la plaie et extériorisée comme l'a été la
vessie. Au-dessous de la grande anse, dans l'arche du pont ainsi formé,
à travers son méso, nous passons une compresse pliée dont les deux
extrémités, dépliées ensuite et étalées, protègent le champ opératoire.

Sur la face convexe de la grande anse, incision de deux centimètres.

Notre animal, qu'on a négligé de purger et de préparer en vue d'une intervention sur cette région, a l'intestin bourré de matières fécales, dont la présence et l'issue hors de la plaie vont nous gêner beaucoup durant ce temps de l'opération. Avec une aiguille ordinaire de couturière (1), chargée de soie fine, nous suturons la partie postérieure de la muqueuse vésicale à la muqueuse intestinale, par un surjet. Un second surjet, pour la partie antérieure rabattue, est exécuté de la même façon. Ce premier plan muqueux est enterré sous un deuxième plan séro-musculeux circulaire. Nous constatons alors que l'uretère gauche est un peu froncé au niveau de cette suture, par défaut d'étoffe vésicale, ce qui nous fait craindre une certaine constriction en arrière de son sphincter, et la possibilité d'une dilatation de l'uretère et d'une hydronéphrose consécutive de ce côté.

La paroi est fermée par trois plans : séreux, musculo-aponévrotique, tégumentaire ; les deux premiers par un surjet à la soie, le dernier par des points séparés au crin de Florence.

Pas de pansement.

Suites opératoires. — On ne remarque rien d'anormal dans les premiers jours qui suivent l'opération, sinon que notre animal, en dépit de nos prévisions, n'a eu, en deux jours, que deux selles, dures et non liquides.

Le 4e jour, le chien devient abattu, il se couche sur le flanc. Il a pourtant mangé sans répugnance et complètement vidé sa gamelle. On l'enveloppe dans des couvertures, car il paraît se refroidir.

Le 5e jour, après s'être un peu relevé, il s'affaiblit de nouveau, et meurt le 6e jour, ayant présenté une série de secousses convulsives.

Autopsie. — A l'ouverture de l'abdomen nous trouvons d'abord un léger foyer suppuré dans l'épaisseur de la paroi ; le péritoine est infecté dans sa partie inférieure. Les sutures ont tenu, mais notre uretère gauche est manifestement étranglé au-dessus de son sphincter. En le

---

(1) Nous avons employé, avec avantage, une aiguille à chas fendu, dite « à trou calice », dont l'enfilage rapide et facile diminue de beaucoup la durée de l'opération quand on n'a pas un nombre suffisant d'aides.

suivant, après avoir rencontré deux légères dilatations ampullaires, nous arrivons sur un rein presque doublé de volume, avec un bassinet dilaté et des petits foyers suppurés sous-capsulaires. A la section, l'organe est congestionné, le bassinet contient du pus, et le parenchyme est semé de quelques petits abcès miliaires. Le rein droit et son uretère paraissent normaux.

L'animal a succombé à la pyélonéphrite droite.

Voilà donc un insuccès, dû vraisemblablement à des fautes opératoires, duquel nous comptons tirer des enseignements précieux pour les opérations ultérieures. Mentionnons également une négligence commise au cours de l'opération et qui était, à elle seule, susceptible de déterminer un échec complet : nous entendons parler de ce fait que nous avons négligé, après sa section, de suturer le col de la vessie, de sorte que l'urètre s'est trouvé en rapport direct avec le péritoine d'où infection presque certaine de la séreuse. Nous essaierons, dans les autres expériences, de perfectionner notre manuel opératoire : *fit fabricando faber.*

Notre animal est donc mort de pyélonéphrite ascendante. On remarquera que l'exposé même de notre observation faisait prévoir cet accident, puisque l'uretère du côté atteint s'était trouvé froncé au cours de l'anastomose, par suite du défaut d'étoffe vésicale.

Ce fait semblerait donner raison à la théorie que nous avons exposée plus haut, et d'après laquelle les lésions d'urétéro-pyélo-néphrite sont en raison directe du degré de perméabilité des uretères. C'est en effet, du côté rendu imperméable, ou à peu près, par la stricture de nos fils, que s'est faite la lésion. De l'autre côté, où le canal urétéral était demeuré parfaitement sain et où la sécrétion urinaire trouvait libre cours, pas trace d'infection.

Il s'agit donc, dans la cysto-entérostomie, de respecter non seulement les sphincters urétéraux, mais encore l'intégrale perméabilité des canaux excréteurs. C'est un point sur lequel on nous permettra d'insister, car nous le considérons comme essentiel et digne de retenir l'attention des expérimentateurs.

OBSERVATION II (personnelle)

Chienne, bull-dog. Poids : 12 kilogrammes.
Anesthésie : injection d'atropomorphine. Chloroformisation.
L'abdomen est rasé, brossé au savon, lavé à l'alcool.

Opération. — Incision médiane, entre les deux mamelles postérieures, allant jusqu'à la symphyse pubienne, intéressant les téguments, le plan musculo-aponévrotique, le péritoine. Nous arrivons tout de suite sur la vessie qui est extériorisée, isolée sur des compresses stériles, et nous procédons, comme dans l'observation précédente, à la recherche et à la reconnaissance des uretères. Mais, pour ce qui suit, nous modifions notre technique de la façon suivante : les uretères reconnus, nous attirons le col de la vessie sur lequel nous jetons deux ligatures entre lesquelles la vessie est détachée d'un coup de ciseaux ; nous avons ainsi une poche mobile, formée par la vessie pleine d'urine qui ne tient plus à l'abdomen que par les deux pédicules urétéraux. Nous ponctionnons alors cette poche sur son sommet, et nous en vidons le contenu dans un bassin ; une fois bien exprimée, nous fendons la vessie du haut en bas sur sa face antérieure, en pénétrant par l'orifice de la ponction. Nous obtenons ainsi un vaste lambeau étalé, sur lequel il nous est facile de reconnaître le trigone et l'orifice des uretères, et dans lequel nous pouvons tailler à notre gré un large lambeau anastomotique, en respectant les méats urétéraux.

Les temps suivants sont exécutés comme dans l'expérience précédente, et facilités par l'absence de prostate et de vésicules séminales. Nous allons à la recherche de l'S iliaque, particulièrement délicate sur la chienne, car la disposition spéciale de ses organes génitaux internes peut très bien faire prendre une annexe utérine pour une anse intestinale. L'S iliaque est extériorisée, isolée sur une compresse et, après incision de l'intestin, nous procédons à l'anastomose. Mais, là encore, nous avons modifié notre technique. Il nous a semblé préférable de commencer la suture par le plan séreux postérieur pour n'avoir pas à y revenir, et parce que, la séreuse intestinale et la musculeuse vésicale se trouvant d'abord affrontées, il nous a paru plus aisé de réunir ensuite les muqueuses. Donc, suture au fil de soie monté sur une aiguille à modes, longue et fine, de toute la moitié postérieure du plan séro-musculeux. Suture, ensuite, de tout le plan muqueux postérieur, et, en rabattant l'intestin pour ne pas trop tirer sur nos uretères, nous achevons d'anastomoser les deux muqueuses de la partie antérieure. Nous reprenons alors nos séreuses au point où nous les avions abandonnées sur la moitié postérieure, et nous terminons la greffe. Toutes ces sutures sont faites en surjet arrêté, tous les trois points sur le même fil, par un point dit de boutonnière.

Suture de la paroi en trois étages : séreux et musculo-aponévrotique à la soie, tégumentaire au crin de Florence.

Pas de pansement.

Suites opératoires. — La bête ne présente rien de particulier pendant les trois premiers jours. Elle mange, elle a plusieurs selles liquides qu'il est difficile de compter.

Le quatrième jour, quand nous arrivons au laboratoire pour opérer un nouvel animal, le garçon nous dit que la chienne va bien, qu'elle se promène, et nous propose de nous l'amener tout de suite à la salle d'opération. Nous remettons cette entrevue à plus tard, pour n'y pas toucher maintenant et demeurer aseptique, et quand nous avons terminé notre opération et que nous nous rendons au chenil pour la voir, la bête meurt sous nos yeux en perdant par le rectum une grande quantité de sang. Sa cage était déjà toute souillée de selles hémorragiques.

Nous procédons immédiatement à l'autopsie.

Autopsie. — Pas de suppuration, pas de péritonite. Les sutures ont tenu, sauf sur un point d'où semble suinter un peu de sang. L'intestin est en partie rempli de fèces hémorragiques. Les uretères sont sains, les reins n'ont pas subi la moindre altération. La chienne est morte d'hémorragie.

Nous sommes un peu embarrassé pour expliquer cette hémorragie secondaire tardive, car quatre jours se sont écoulés depuis le moment de l'opération. Nous avions bien, au cours de l'intervention, pincé et lié quelques vaisseaux qui ont pu saigner dans la suite, mais la clinique nous apprend que les hémorragies secondaires sont rares au bout de quatre jours. Faut-il admettre que la bête, en mordant sa cicatrice, et en tirant sur ses fils, ait pu arriver à rompre ou à rouvrir quelque vaisseau blessé au cours de l'opération ?

Il est plus probable qu'il se sera fait une hémorragie au niveau d'une petite plaque de sphacèle, non découverte à l'autopsie, sans doute au point où nous avions remarqué un suintement. Quoi qu'il en soit, le fait est là, nous le signalons.

OBSERVATION III (personnelle).

Chienne, poil ras, noir. Poids : 11 kilogrammes.

Anesthésie ordinaire.

Opération. — Par le procédé de Boari, avec le bouton anastomotique qu'il a bien voulu nous envoyer.

Nous ne décrirons pas la technique opératoire déjà exposée plus haut. Nous signalerons seulement la difficulté que nous avons eue à lier notre assez grand lambeau de trigone sur le bouton qui est celui destiné à l'anastomose unilatérale.

Greffe dans l'S iliaque.

Suites opératoires. — La chienne a présenté un assez grand nombre de selles liquides, qui n'ont pas été comptées.

Cette observation, ainsi que les suivantes, est de date trop récente pour qu'on en puisse tirer argument.

OBSERVATION IV (personnelle).

Chienne, poil long, genre griffon. Poids 18 kilogrammes.

Opération. — Cette chienne, opérée avec le concours de mon maître, M. Villemin, l'a été par le procédé indiqué aux observations I et II. Nous ne voyons à noter de particulier que ce détail : le col de la vessie, sectionné au-dessus d'une ligature, avait été laissé ouvert supérieurement. Comme il saignait, à la fin de l'opération, nous l'avons fermé par une suture.

La bête a eu de nombreuses selles semi-liquides, non comptées.

Elle est actuellement vivante.

OBSERVATION V (personnelle).

Chienne, poil blanc et noir. Poids : 14 kilogrammes.

Opération. — Pour cet animal, nous avons employé le procédé décrit au chapitre précédent, et qui consiste à suturer le trigone autour d'un lambeau d'intestin écrasé dans une forte pince.

Pas de complications post-opératoires. Mais l'expérience est de trop fraîche date ; elle ne saurait être apportée comme document.

OBSERVATIONS CLINIQUES

Nous donnons ci-dessous le résumé des observations cliniques publiées jusqu'à ce jour, et nous y ajouterons celle inédite, qui a trait au malade opéré par notre maître M. Tuffier.

OBSERVATION I

Simon. — (*The London Lancet*, 1852.)

L'auteur avait à traiter une exstrophie de la vessie. Après avoir disséqué et extirpé la muqueuse vésicale, il passa un fil à travers la paroi de l'uretère et du rectum, et serra fortement les deux chefs du fil. Les tissus ainsi liés finirent par se nécroser et il s'établit une dérivation urétéro-intestinale.

Au bout de quelque temps, il se fit une fistule cutanée qui persista jusqu'à la mort du malade, advenue au bout de plusieurs semaines, et consécutive à une pyélo-néphrite.

OBSERVATION II

Thomas Smith. — (*St Barthol. Hosp. rep.*, 1879.)

C'est encore une exstrophie de la vessie, chez un enfant d'un an, qui décide Thomas Smith à greffer successivement les deux uretères dans le côlon par une incision lombaire.

La seconde opération détermina rapidement la mort. A l'autopsie on constata que le rein, du côté opéré le premier, était atteint d'hydronéphrose, et que l'extrémité de l'uretère correspondant était oblitérée. Du côté opposé, lésions d'urétérite et de pyélo-néphrite septique.

OBSERVATION III

Küsteu. — (*Langenbeck's Archiv*, 1891.)

Pour un cancer de la prostate, Küster fut amené à extirper la vessie en totalité. Ayant mis son malade en position de Trendelenburg, la vessie pleine de liquide, il fit une taille d'Helferich et constata la présence d'une tumeur vésicale, et énucléa la vessie de nouveau remplie de liquide après suture.

Il tailla l'extrémité des uretères en bec de flûte et les fixa au rectum, après avoir fait émerger sa paroi au moyen d'une sonde métallique introduite par l'anus, par un plan muqueux au catgut, renforcé d'un plan superficiel à la soie.

La plaie fut tamponnée à la gaze iodoformée et au coton stérilisé.

Mort, cinq jours après l'opération. L'autopsie démontra l'existence d'une péritonite purulente et de lésions non douteuses d'infection rénale. Les uretères n'étaient pas dilatés, mais les sutures n'avaient pas tenu.

OBSERVATION IV

Chaput. — (*Arch. gén. de méd.*, Janvier 1894.)

C'est pour une fistule urétéro-vaginale, survenue au cours d'une hystérectomie vaginale, que Chaput pratiqua l'abouchement de l'uretère gauche dans le côlon descendant, sa technique fut la suivante :

Dans la fosse iliaque gauche, sur le prolongement de l'épine iliaque, longue incision cutanée verticale, se recourbant en bas jusqu'à la ligne médiane.

Incision du péritoine pariétal qui recouvre la fosse iliaque, dans une étendue de 8 à 10 centimètres, parallèlement à l'insertion du mésentère du gros intestin, décollement du péritoine jusqu'à la colonne vertébrale et recherche de l'uretère qui fut, au début, particulièrement difficile et délicate. L'ayant isolé, le chirurgien le fixa sur le côlon iliaque, en faisant d'abord une série de sutures séro-séreuses à travers la demi-circonférence postérieure de l'uretère et la paroi encore intacte de l'intestin. Incision intestinale sur un point correspondant à l'orifice urétéral, et second plan de sutures muco-muqueuses sur la demi-circonférence de la lèvre postérieure des deux orifices.

Le diamètre interne de l'uretère était d'environ 7 millimètres. Terminaison par deux derniers plans de sutures sur la lèvre antérieure, le premier muqueux, le second séreux.

L'opération fut suivie d'une convalescence normale et la malade guérit. L'écoulement de l'urine par le vagin cessa et s'établit par le rectum, sans aucun trouble pour la malade.

Plus de trois ans après, la femme était en bonne santé, et vit, croyons-nous, encore, mariée, infirmière à Bicêtre, et continuant à avoir deux ou trois selles liquides par jour.

Observation V

Chaput. — (Archives générales de médecine, janvier 1894.)

La seconde observation de Chaput a trait à un cas de tuberculose de la vessie dans lequel, après avoir fait la taille hypogastrique et le raclage sans en retirer le moindre avantage, le chirurgien, encouragé par le succès de la précédente observation, se décida à greffer les uretères sur le gros intestin, après extirpation totale de la vessie.

L'anastomose de l'uretère gauche sur le côlon descendant par la voie lombaire, suivant le procédé décrit dans l'observation précédente, donna un très bon résultat. Mais la deuxième greffe de l'uretère droit sur le cæcum, exécutée trois mois après la première, amena la mort rapide par anurie. Des lésions de pyélo-néphrite avancée furent constatées au cours de l'opération.

Il n'y a pas de rapport d'autopsie.

OBSERVATION VI

MAYDL. — *(Congrès international de Rome, 1894.)*

L'auteur communiqua au congrès de Rome deux observations d'exstrophie de la vessie, dans lesquelles il pratiqua l'anastomose des urctères dans le côlon.

Il isola par dissection la muqueuse vésicale et la réséqua, gardant un lambeau autour de l'orifice des deux urctères, qu'il greffa au côlon, en suturant, par deux plans, la muqueuse et la séreuse intestinales à la muqueuse et la séreuse vésicales. Il enfouit le tout dans l'abdomen qu'il sutura après ablation de ce qui restait de la paroi vésicale.

Dans ces deux cas, la guérison fut obtenue en deux ou trois semaines.

OBSERVATION VII

REIX. — *(Congrès international de Rome, 1894.)*

C'est encore dans un cas d'exstrophie de la vessie que Rein a greffé les urctères sur le rectum, chez une fille.

La malade étant placée en position de Trendelenburg, incision, sur la ligne blanche, de 16 centimètres. En exerçant une traction au-devant de l'utérus et des annexes gauches, il introduisit une sonde dans l'uretère gauche, une autre dans le rectum, et rapprochant les deux organes à 2 centimètres au-dessus du cul-de-sac de Douglas, il acheva la greffe par une double suture de Lembert à la soie.

Il opéra de même pour l'uretère droit, et, finalement, extirpa la vessie. Les parties molles furent suturées en haut, mais non en bas par suite de l'écartement des pubis et des muscles droits.

Durée de l'opération : trois heures. Peu de jours après, il se forma une fistule de l'uretère droit, suivie d'infiltration urineuse du bassin. La miction s'accomplissait par le rectum, mais il se produisit des abcès dont la malade mourut.

Observation VIII

Trendelenburg. — (Congrès de la Société allemande de chirurgie.)

L'auteur rapporte l'observation d'une jeune femme, atteinte de tuberculose du rein gauche et de la vessie, dans laquelle il pratiqua la néphrectomie du rein malade et l'extirpation totale de la vessie.

L'uretère du rein droit, autour duquel il avait conservé une collerette de muqueuse vésicale, fut implanté dans le gros intestin. La malade se remit complètement de cette opération, mais, au bout de quelque temps, il se produisit des phénomènes d'irritation d'une partie de la muqueuse intestinale.

Observation IX

Krynski. — (Centralblatt für Chir., n° 4, 1896.)

Dans un cas d'ectopie de la vessie, chez un homme de 23 ans, Krynski, à la clinique chirurgicale de Cracovie, excisa un lambeau elliptique de la paroi vésicale, comprenant les orifices des deux uretères, et le sutura à la paroi du rectum, après avoir disséqué, dans cette paroi, la couche séro-musculeuse, et taillé son lambeau en bec de flûte, d'après la technique que nous avons rapportée dans un précédent chapitre.

Le résultat fut excellent, et, huit mois après l'opération, le malade était très bien et ne présentait aucun symptôme d'affection rénale.

OBSERVATION X

CASATI. — *(Policlinico,* vol. II, C. fasc. 10, 1895.

Ce cas a trait à une tuberculose de la vessie, pour laquelle le chirurgien de Ferrare, passant par la voie lombaire, fit une anastomose de l'uretère gauche avec le côlon descendant. Dans un deuxième temps, il greffa de la même façon l'uretère droit, et, dans un troisième, il procéda à l'extirpation totale de la vessie.

La greffe fut pratiquée au moyen du bouton de Boari, qui fut expulsé avec les selles le douzième jour.

Pendant le mois qui suivit son opération, la malade eut de nombreuses selles liquides, 3 à 4 en moyenne, chaque jour.

La malade mourut le 35e jour, avec des symptômes de broncho-pneumonie à foyers disséminés.

L'autopsie ne révéla rien de particulier, sinon la généralisation de la tuberculose.

OBSERVATION XI

BOARI. — *(Policlinico,* vol. II, C. fasc. 10, 1895.)

Il s'agit d'un cas de large fistule vésico-vaginale, avec destruction complète de l'urètre. Boari implanta l'uretère gauche sur le côlon descendant, au moyen de son bouton, laissant l'urine de l'uretère droit se collecter dans le vagin. L'opération fut faite encore par la voie lombaire.

La malade guérit. Au bout de trois semaines, elle émettait l'urine par le rectum, volontairement, et était capable de la retenir 7 à 8 heures (1).

---

(1) Par une lettre privée, en date du 10 juin 1898, l'auteur nous informe que, présentement, 3 ans après l'opération, sa malade vit encore, rendant toujours son urine simultanément par le vagin et le rectum.

OBSERVATION XII

GIORDANO — (In BOARI, *Atti dell' Accademia delle Scienze mediche e naturali di Ferrara*, 1895.)

Il est question, dans ce cas, d'une malade de 60 ans, atteinte d'un cancer de la vessie, chez laquelle le chirurgien de Venise fit, dans la même séance, une néphrolithotomie lombaire gauche, une symphyséotomie avec ligature des iliaques, une extirpation totale de la vessie, une hystérectomie abdominale et une urétéro-entérostomie avec le bouton de Boari, anastomosant les deux uretères sur la paroi de l'S iliaque rendue extrapéritonéale.

La malade mourut le lendemain.

A l'autopsie, on trouva le rein droit atteint aussi de pyélo-néphrite calculeuse.

OBSERVATION XIII (inédite).

P..., Marcellin, 15 ans, sans profession.

Ce malade a déjà été opéré deux fois, sans succès, par la méthode autoplastique. Son état général étant bon, et son âge permettant d'espérer une longue survie, M. Tuffier se décide à tenter une opération radicale.

Opération. — Le 13 janvier 1898 ; anesthésie par l'éther. Le malade étant dans la position horizontale, on cherche d'abord à isoler complètement la vessie, en commençant par la portion antéro-inférieure ; sur les parties latérales le décollement est rendu plus difficile par la grande quantité de tissu cicatriciel qui existe à ce niveau. On y parvient, cependant, en faisant de chaque côté un débridement de quelques centimètres à coups de ciseaux ; on termine l'isolement de la vessie par la portion supérieure. Tout ce décollement ne va pas sans une hémorragie diffuse assez abondante ; ce n'est qu'au bout d'un temps assez long qu'on arrive à s'en rendre maître par le tamponnement et la ligature. On introduit alors une sonde en gomme dans chaque uretère : ce cathétérisme se fait assez facilement.

Le malade est placé dans la position inclinée, et M. Tuffier fait une laparotomie médiane sus-pubienne, de façon à ouvrir largement la cavité péritonéale. On cherche l'anse oméga, qui est difficilement accessible, mais, une fois découverte, on l'attire assez aisément au-dehors, au niveau de la plaie hypogastrique. On replace alors le malade dans la position horizontale, et on se met en devoir d'aboucher la vessie avec le gros intestin. Dans ce but, on fait sur ce dernier une courte incision de 1 centimètre et demi environ, aux lèvres de laquelle on va suturer le lambeau vésical disséqué. Les sutures employées sont les mêmes que celles dont M. Tuffier se sert pour la gastro-entérostomie. Les sondes urétérales ne sont enlevées qu'au dernier moment, et l'opération s'achève suivant la méthode que nous avons exposée au chapitre de la technique opératoire.

La paroi abdominale est refermée : un plan de suture péritonéale, un plan unique pour le reste de la paroi qui ne comprend, pour ainsi dire, que du tissu cicatriciel. On place dans la cavité péritonéale un drain qu'on fait ensuite ressortir par l'angle inférieur de la plaie. D'autre part, dans la cavité pré-vésicale, là où s'était produite l'hémorragie diffuse du début, et où persiste encore un suintement sanguin, on place deux mèches de gaze iodoformée. Ce faisant, on voit sourdre du sang par le drain péritonéal, ce qui laisse supposer que les mèches ont refoulé ce sang par la cavité péritonéale. On termine en plaçant un gros drain dans le rectum, pour assurer l'écoulement de l'urine. Durée de l'opération : 2 heures et quart.

Suites opératoires. — Le malade se réveille vers 4 heures. On lui fait une injection sous-cutanée de 800 grammes de sérum.

T. S. 36°,8. — Une demi-piqûre de morphine pour la nuit. Bien qu'il parvienne à dormir quelques heures, la nuit est mauvaise ; le malade vomit continuellement.

Dans le cours de la soirée et de la nuit, il a pris un peu de glace et de champagne frappé.

PRESSAT.   4

14 *janvier*. — Ce matin, le malade est abattu. Cependant il ne souffre pas trop ; il se plaint seulement d'une toux suffocante et d'une sensation de brûlure à l'anus. Langue bonne. T. 36°,6 ; pouls : 160, régulier, égal, plein. Urines : 500 grammes, de couleur acajou foncé, presque noires, provenant du drain rectal. Ventre un peu sensible à la pression, et pendant les efforts de toux.

M. Tuffier ordonne pour ce matin 1,500 grammes de sérum, et 1,500 grammes pour le soir ; sirop de codéine, champagne frappé. Le malade a vomi une fois, ce matin, un liquide jaunâtre, bilieux.

Dans la journée, l'opéré a été bien mieux ; il n'a pas eu de suffocations, n'a pas souffert du côté de l'anus, il n'a pas vomi. Champagne, glace.

T. S. 37°,9. Comme le malade va assez bien, on ne lui fait pas d'injection de sérum. Sirop de codéine pour la nuit. Le sommeil est bon jusqu'à minuit. A partir de ce moment, il est pris de douleurs dans le ventre, de brûlures à l'anus. Il a des nausées, et vomit, à plusieurs reprises, un liquide jaunâtre, bilieux.

15 *janvier*. — Ce matin, T. 38°. Pouls : 140, régulier, égal, fort. Langue jaune, un peu chargée. Urines brunes, troubles, beaucoup moins foncées qu'hier. Quantité : 1,000 grammes.

On change le pansement qui est très sale et complètement traversé par le sang qu'on voit encore suinter par l'extrémité inférieure de la plaie. On supprime le drain de l'angle supérieur et les mèches de l'angle inférieur. On tamponne à plusieurs reprises l'espace pré-vésical où elles étaient placées et d'où on ramène du sang liquide rouge foncé, ce qui indique nettement que le suintement continue. Les mèches sont remplacées par deux drains, et le drain supérieur n'est pas remis. Après le pansement, le malade vomit encore un fois, puis se trouve mieux. 1,500 grammes de sérum.

La journée a été bonne : pas de souffrance. L'opéré a pris du champagne et deux litres de bouillon. Ni selle, ni gaz. Pas de vomissements.

T. S. 39°,3. Piqûre de morphine pour la nuit. Celle-ci est bonne.

Dans la soirée on a enlevé la sonde rectale qui fait beaucoup souffrir le malade.

16 *janvier*. — Ce matin le malade a été pris de gargouillements vio-

lents qui le gênent beaucoup ; il vomit une fois, et est pris vers 9 heures, d'un impérieux besoin d'aller à la selle. Il évacue une grande quantité de matières foncées, fétides, liquides.

T. M. 39°,2. Pouls 132, fort, régulier, égal. Ventre un peu dur, un peu sensible. Langue sale.

Urines : 1,600 grammes, brunes encore, mais moins foncées. Vers midi on retire la sonde rectale qui avait été replacée. Dans l'après-midi, le malade est pris de violentes coliques : il a quatre selles liquides, fétides, brunâtres. Dans la soirée on change le pansement qui est à peine taché de sérosité. Champagne, lait, bouillon.

T. S. 40°,1. Vers 6 heures, les coliques cessent un moment, pour reprendre vers 8 heures, et persistent toute la nuit. Les selles ne se comptent pas. Les coliques cessent le matin seulement.

17 janvier. — Ce matin, le malade va mieux. Les coliques ont cessé ; on cherche à replacer la sonde rectale, mais elle occasionne des douleurs telles qu'on est obligé de la supprimer. On change le pansement qui est à peine taché, et on remplace les deux drains par une mèche de gaze iodoformée. La cavité pré-vésicale ne donne d'ailleurs plus de sang, et l'orifice où passait le drain supérieur est complètement fermé.

T. M. 37°,7. Pouls : 100, régulier, égal, plein. Langue très sale. Urines jaunes, mais troubles, le dépôt qu'elles forment est constitué par des matières fécales. M. Tuffier ordonne un grand lavement boriqué, suivi de l'injection de 4 grammes de vaseline liquide pour calmer la cuisson anale dont se plaint encore le malade. Dans le cours de la journée il s'est trouvé très bien. La seule chose dont il se plaigne, c'est la fréquence des selles : 15 dans la journée, et 6 dans la nuit. En effet, depuis qu'on a enlevé la sonde rectale, il est fréquemment pris, sans doute quand l'urine s'est amassée en certaine quantité dans l'ampoule rectale, de coliques aussi violentes que subites, et d'un pressant besoin d'aller à la selle, auquel il est obligé de satisfaire aussitôt. L'anus s'ouvre brusquement, laissant s'échapper d'abord un flot d'urine, puis des matières en plus ou moins grande quantité. L'issue des fèces provoque, du côté de l'anus, une cuisson assez vive, mais passagère.

Le malade a pris dans la journée une demi-bouteille de champagne, un bol et demi de lait, deux assiettes de bouillon de viande aux pâtes.

En outre, potion de Todd, et une pilule d'extrait thébaïque de 0,05 centigrammes. Il a toussé beaucoup et a expulsé quelques crachats jus de pruneaux. Pas de point de côté. Nuit assez bonne, mais interrompue par plusieurs selles. T. 39°.

18 *janvier*. — Le malade va bien. Sa toux seule le fait beaucoup souffrir. Crachats bruns plus abondants. Ventre non sensible à la pression ; pas de ballonnement. Langue très chargée. Pouls : 100, régulier, égal, plein.

T. M. 37°,9. Auscultation : on entend, dans les deux poumons, surtout en arrière et aux bases, des râles humides. Dans l'aisselle droite on croit entendre un léger souffle. Crachats jus de pruneaux.

Journée bonne. Le malade ne souffre pas du ventre, ni de l'anus. Son point de côté disparaît, il tousse et crache moins. Il prend du champagne, du lait, du bouillon, avec un commencement d'appétit. Il a 10 selles dans la journée, avec les mêmes caractères que la veille, 7 dans la nuit. Potion de Todd, ventouses sèches, 9 grammes de salol en 2 cachets, lavements boriqués. T. S. 39°,1. Nuit bonne sans piqûre de morphine.

19 *janvier*. — Le malade se trouve très bien, ne souffre nulle part, ne tousse qu'un peu. Langue moins sale. Pouls : 132, régulier, un peu inégal, fort. T. M. 39°. On est parvenu à recueillir un peu d'urine presque pure, elle est couleur jaune, et contient quelques matières fécales d'un gris jaunâtre. M. Tuffier ordonne 0,60 centigrammes de sulfate de quinine. On change le pansement : la plaie a bon aspect, l'orifice supérieur est absolument fermé, l'orifice inférieur est très réduit, de sorte qu'il est à peine possible d'y replacer une mèche, d'ailleurs la cavité vésicale est considérablement rétrécie : cependant elle a encore beaucoup suinté.

Dans la journée, 1 litre de lait, une demi-bouteille de champagne, deux potages aux pâtes. Une dizaine de selles dans la journée. Une pilule de 0,05 d'extrait d'opium ; 0,50 de quinine, 3 grammes de salol en cachets.

. . . .

Le lendemain, les détails de la journée sont les mêmes.

Le 21 *janvier*, on s'aperçoit, en refaisant le pansement, qu'il s'est produit une petite fistule uro-stercorale au niveau de la plaie hypogastrique. Cet incident retarde considérablement la guérison définitive qui finit cependant par se produire. En effet, la fistule se ferma spontanément.

Aujourd'hui, 6 mois après l'opération, le résultat opératoire est le suivant :

L'abdomen est reformé ; à la place de l'ancienne vessie existe un profond ombilic cutané. L'écoulement de l'urine se fait entièrement par l'intestin. Il n'existe ni douleur abdominale, ni aucun signe d'inflammation intestinale, ni de prurit anal. Le malade va de 5 à 6 fois à la selle en 24 heures, sans souffrance et sans gêne. Son état général est excellent, et les reins paraissent n'être le siège d'aucun accident.

En somme, sa situation, compatible avec la vie, n'est pas à comparer avec l'état vraiment lamentable dans lequel se trouvait avant son opération ce malheureux disgracié, victime d'une erreur de la nature.

CONCLUSIONS

I. — Le traitement radical de l'exstrophie de la vessie est une opération encore idéale, tant qu'on n'aura pu remédier, *in situ*, à l'absence de sphincter vésical.

II. — Le traitement de nécessité comporte deux procédés :

a) Méthodes autoplastiques ;

b) Dérivation du cours des urines, abdominale ou intestinale.

III. — Les méthodes autoplastiques donnent des résultats uniquement palliatifs : il en est de même des méats abdominaux.

IV. — La méthode de dérivation du cours des urines par l'intestin permet d'obtenir :

a) La cure radicale de la difformité vésicale et la suppression de l'appareil de collection des urines ;

b) Un résultat palliatif appréciable dans la substitution du sphincter anal au sphincter vésical absent.

V. — Dans cet ordre d'idées, nous conseillons l'emploi de la cysto-entérostomie, iliaque, cæcale ou côlique.

VI. — La cysto-entérostomie est indiquée dans les cas

d'exstrophie de la vessie, de tuberculose avancée, de néoplasmes vésicaux, de ruptures vésicales, et, en général, dans toutes les circonstances où la vessie et l'urètre ne peuvent être conservés.

VII. — La cysto-entérostomie est une opération possible, ne comportant aucune grosse difficulté technique ; à coup sûr — et pour le moins — palliative, qu'on sera autorisé à tenter lorsqu'auront échoué les méthodes autoplastiques.

INDEX BIBLIOGRAPHIQUE

BARDENHEUER. — Die Drainirung der Peritonealhöhle.

BOARI. — Sul trapianto degli ureteri nell' intestino per mezzo del bottone. *Accad. del Scienze mediche e naturali di Ferrara*, 8 décembre 1895.

— *Ann. des mal. des org. gén.-urin.*, janvier 1896.

BUARD et FRAIKIN. — *Journ. de méd. de Bordeaux*, 29 novembre 1896.

CHALOT. — *Indépendance médicale*, 1896, p. 297.

CHAPUT. — *Arch. gén. de méd.*, janvier 1894.

GIORDANO. — Dell' innesto degli ureteri nel intestino crasso et della esportazione della vescica e della prostata. *Rif. med.*, vol. II, n° 117, maggio 1892.

— *La Clinica chirurgica*, anno II, 1894.

GLÜCK et ZELLER. — *Arch. für klin. chir.*, XXVI, p. 916.

HARRISON. — *London med. soc.*, 12 avril 1897.

KRAUSE. — *Centralblatt für Chirurgie*, n° 9, 1895.

KRYNSKI. — Zur Technik der Ureternimplantation in den Mastdarm. *Centralblatt für chirurgie*, 1896, n° 4, p. 78.

— *Bulletin méd.*, janvier 1896, p. 70.

— *Ann. des mal. des org. gén.-urin.*, 1896, p. 264.

KÜSTER. — Neue operationen an Prostata und Blase. *Verhandlungen der Deutschen Gesellschaft für Chirurgie*, 1891.

— *Ann. des mal. des org. gén.-urin.*, février 1897.

Le Dentu. — *Congrès de chirurgie*, 1889.

Lorthioir. — *Ann. de la Soc. belge de chirurgie.*

Mathes. — *Zur Casuistik der Ureternimplantation in den Darm. Deutschen Zeitschrift für chirurgie, XLV Bd.*

Maydl. — *Wien. medic. Woch.*, 4 July 1896.

Morestin. — *Société anatomique*, 1892.

Murray. — *Brit. med. Journ.*, 12 juin 1897.

Niehaus. — *Centralblatt für chirurgie*, 1887.

Novaro. — Traplantamento transperitoneale dell' uretere nella vescica a cura della fistola uretero-vaginale. *Acc. delle Scienze di Bologna*, 1893.

— *Bollet. della Soc. tra i cultori delle Scienze mediche, Sienna, anno V*, 1887.

De Paoli et Busacchi. — *Congresso medico di Pavia*, 1888.

Pawlick. — *Amer. Journ. of obst.*, 1890, p. 1141.

Poggi. — *Riforma medica*, 1887, p. 138.

— Sulla cicatrizzazione delle ferite della vescica. *Acc. delle Scienze di Bologna*, 1888.

Pousson. — *Ann. des mal. des org. gén.-urin.*, 1888.

Pozzi. — *Ann. des mal. des org. gén.-urin.*, 1891 et janvier 1897.

— *Sem. méd.*, 27 mars 1895.

— *Bulletin médical*, 28 octobre 1896.

— *10ᵉ Congr. français de chirurgie.*

Racoriceanu-Pitresté. — *Rev. de Chir.*, Bucarest, mai 1897.

Reed. — *Annals of Surgery*, 1892.

Resegotti. — *Giorn. dell' Accad. di med. di Torino*, 1896, p. 372-376.

Richardson. — In Traité de chirurgie, t. VII, p. 884.

Robinson. — *Annals of Surgery*, octobre 1893.

Rouffart. — *Semaine médicale*, 9 juin 1895.

Schwarz. — *Riforma medica*, 1894.

Simon. — *The Lancet*, 1852, nᵒ 25.

Smith (Thomas). — *St Barthol. Hosp. rep.*, 1879.

Sonnenburg. — *Berl. klin. Woch.*, 1881, p. 410, et 1882, p. 356, 373 et 471.

TARVER. — *Med. Record*, 10 juillet 1897.

TIETZE. *Beit. z. klin. Chir.*, XVIII, p. 1.

TIZZONI. — *Centralblatt für Chir.*, 1888, n° 52.

TIZZONI et POGGI. — Memorie dell' accad. delle Scienze mediche di Bologna, anno III. *Riforma medica*, 1888.

TRECKACKI. — *Thèse*, Paris, 1892.

TUFFIER. — *Ann. des mal. des org. gén.-urin.*, avril 1888, p. 241.

— Traité de chirurgie, t. VII.

— *Ann. des mal. des org. gén.-urin.*, février 1897.

— *Société de chirurgie*, juin 1898.

TUFFIER et DUJARIER. — *Revue de chir.*, avril 1897.

TROSANOFF. — *Ann. de chir. russes*, 5.

VAN HOOK. — *The Journ. of the Amer. med. Assoc.*, 10, 23 décembre 1898.

VIGNONI. — *Gazzetta medica di Torino*, n° XLVI, 1895.

ZNAMENSKY. — Ueber partielle Resection der Harnblasenwand. *Archiv. f. klin. chirurgie*, XXXI B, p. 1-9.

CHARTRES. — IMPRIMERIE DURAND, RUE FULBERT.

www.ingramcontent.com/pod-product-compliance
Ingram Content Group UK Ltd.
Pitfield, Milton Keynes, MK11 3LW, UK
UKHW021122140726
13695UKWH00004B/1642